Académie des Sciences, Belles-Lettres et Arts de Rouen.

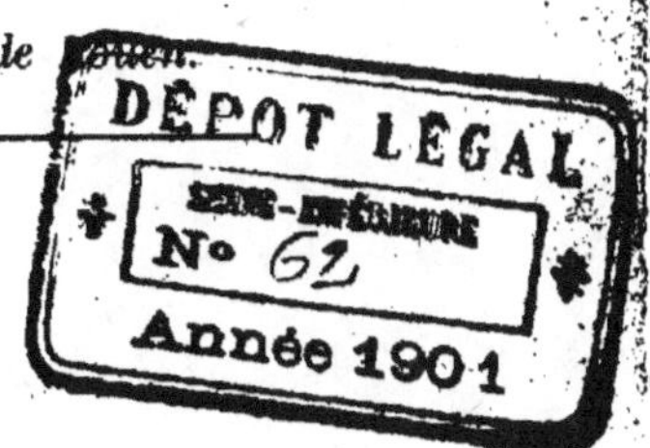

Docteur JUDE HUE

DU ROLE DE LA MÉDECINE

DANS LE DÉVELOPPEMENT DE LA BIENFAISANCE ET DU PROGRÈS MORAL

DISCOURS DE RÉCEPTION

ROUEN
IMPRIMERIE CAGNIARD (LÉON GY, SUCCESSEUR)
Rue Jeanne-Darc, 88

1901

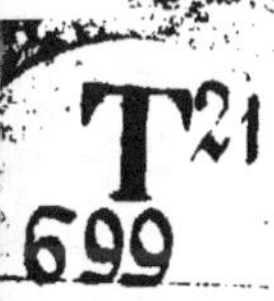

DU ROLE DE LA MÉDECINE

DANS LE DÉVELOPPEMENT DE LA BIENFAISANCE ET DU PROGRÈS MORAL

Académie des Sciences, Belles-Lettres et Arts de Rouen.

Docteur JUDE HUE

DU ROLE DE LA MÉDECINE

DANS LE DÉVELOPPEMENT DE LA BIENFAISANCE ET DU PROGRÈS MORAL

DISCOURS DE RÉCEPTION

ROUEN
IMPRIMERIE CAGNIARD (LÉON GY, SUCCESSEUR)
Rue Jeanne-Darc, 88

1901

DU ROLE DE LA MÉDECINE

DANS LE DÉVELOPPEMENT DE LA BIENFAISANCE ET DU PROGRÈS MORAL

Messieurs,

Je ne m'abandonnerais pas à mon premier mouvement, si je ne vous exprimais d'abord mes remerciements.

Je ne chercherai pas à vous le celer. Je suis heureux d'avoir été choisi par vous, Messieurs, au milieu de tant de nos concitoyens qui me sont infiniment supérieurs par le savoir, par les écrits, par le mérite; d'être, moi, Normand et particulièrement glorieux de nos gloires normandes, appelé en cette Académie de Rouen qui, depuis plus d'un siècle et demi, se recrute parmi nos illustrations, à la tête de laquelle je vois, aujourd'hui, un bureau aussi vénérable, un président célèbre dans les lettres et dans la science et que sa longue pratique des jeunes gens a dû rendre habile à juger les hommes.

Je suis, Messieurs, profondément touché et reconnaissant de l'honneur qui m'est fait. Que le maître éminent, l'écrivain si délicat et si charmeur qui dirige vos décisions cette année, veuille bien recevoir toute ma gratitude.

Pourtant, rassurez-vous, Messieurs, mon orgueil n'ira pas plus loin. Je sais que je ne dois trouver la raison de votre choix, ni en moi-même, ni en mes trop humbles travaux ; que je ne dois y voir qu'une marque de sympathie spontanée, qu'une manifestation nouvelle et extrême de la bienveillance que porte aux médecins l'Académie de Rouen qui, sans doute, ne peut oublier que ses cinq premiers membres furent le chanoine Bertaud et quatre médecins : de Moyencourt, Dufay, Tiphaigne de La Roche et Lecat.

La fondation de l'Académie de Rouen est un frappant exemple des affinités du prêtre et du médecin. Réunis, aux temps antiques dans une même personne, ils n'ont cessé de s'unir dans les régions supérieures où mène le détachement du moi, corporel et égoïste, pour secourir autrui, où habite la paix promise aux hommes de bonne volonté, où la Charité se confond avec la Bienfaisance.

Je viens de nommer la plus grande chose que je connaisse ou, du moins, que mon esprit ait pu embrasser : la Bienfaisance. Elle désigne, il m'a semblé, et le Bien ici-bas et la voie qu'il suit. Elle est l'instrument infatigable et béni de la loi de progression de l'Univers, comme me le prouve la jouissance attachée à son accomplissement; jouissance qui est la seule véritable, puisque seule elle est durable, qu'elle persiste quand tout nous abandonne, suivant l'expression qui s'applique à tous d'un illustre Romain qui disait en mourant : « Ce qui me reste est ce que j'ai donné ».

Et, puisque je ne puis attribuer l'honneur qui m'est fait aujourd'hui qu'à ma profession, permettez-moi d'essayer de le lui rendre, en tâchant d'esquisser devant vous l'idée que je me fais du rôle de la médecine dans le développement de la bienfaisance et du progrès moral en ce monde.

L'influence de la médecine ne se borne pas à la chambre du malade ; elle s'étend au dehors et au loin. La médecine qui, à cœur de jour et de nuit, se livre à jet continu — c'est son labeur professionnel — à des actes de bienfaisance, privée dans les familles, publique dans les hôpitaux ; qui, comme la maladie elle-même, franchit la porte et des plus hauts palais et des plus pauvres chaumières ; qui, sans discours et comme dans une sublime inconscience, prêche par mille exemples à la fois sur toute la terre habitée, agit par la force immanente des choses, par la puissance de l'action dont l'effet moral se propage indéfiniment, comme le mouvement imprimé dans l'espace à un corps inerte. Son influence sur le monde a été immense.

Que n'ai-je pour traiter dignement ce sujet, le don du beau langage que vous parlez ici, Messieurs! non pas l'éloquence qui n'est qu'une sonore harmonie, qu'une apparence brillante, mais celle qui est la manière d'être du fond ; l'éloquence, à laquelle la valeur de la pensée impose la forme, comme au corps solide la qualité de sa substance, et, comme un limpide cristal, se dégage, persuasive et pure, d'un milieu saturé de vérité et de grandeur.

Nul ne sait mieux que moi, combien me manque cette beauté si enviable de la forme, à la poursuite de laquelle ma pensée m'a quelquefois péniblement entraîné. Aussi, est-ce avec une profonde conviction que, plus accoutumé par nature et par état à réfléchir qu'à parler, je sollicite de vous, Messieurs, une nouvelle marque de l'indulgence dont ma présence ici est la preuve.

Grâce aux découvertes d'érudits archéologues et, en particulier, de Maspero, dont j'ai mis largement à contribution l'*Histoire ancienne des Peuples de l'Orient*, un certain nombre des voiles qui enveloppent le passé de l'humanité ont été soulevés. Or, plus nous pouvons remonter dans l'histoire des premiers empires connus, plus nous y trouvons — chez les dieux, les nations et les individus — l'absence de la bonté, le règne de l'égoïsme et de la cruauté.

Les dieux, impitoyables, demandent des sacrifices. La douleur et le sang peuvent seuls expier une faute ou les rendre favorables.

Râ, le grand dieu du Soleil des primitifs Egyptiens, père de leurs dieux-rois, croit avoir à se plaindre des hommes qu'il a créés et instruits et qui ont mal parlé de lui. Il envoie sur la terre la déesse Tafnout, à la tête de lionne, qui massacre les coupables, baigne, plusieurs nuits durant, ses pieds dans leur sang. Râ ne peut être apaisé que par sept mille cruches de sang humain qui lui sont présentées.

Cette tradition est vieille de bien des siècles. Les prêtres égyptiens racontaient, en effet, du temps d'Hérodote, que Menès, leur premier roi de race humaine, avait trouvé l'Égypte, jusqu'au-delà de Memphis, plongée sous les eaux. Or, on a calculé que le delta du Nil en s'accroissant, comme il le fait de nos jours, aurait mis 74,000 ans à se former. Quoi qu'il en soit, elle ouvre une large voie aux sacrifices humains.

Aussi, d'après Manéthon, les anciens Egyptiens immolaient chaque jour trois hommes à Héliopolis, dans le temple de la ville du Soleil, et cet état de choses dura jusqu'au Pharaon Amasis, de la XXVIe dynastie, qui ordonna de remplacer les hommes par trois cierges en cire.

La loi cananéenne ordonnait d'offrir à Baal, non-seulement les premiers des produits de la terre, et le premier né des animaux domestiques, mais, souvent aussi, le premier né de l'homme. En temps ordinaire, celui-ci pouvait être racheté par l'offrande d'une partie de lui-même, en le soumettant à la circoncision. Mais, dans les circonstances graves, ce simulacre ne suffisait plus et le dieu voulait la mort du premier né. Dans le cas de danger public, les rois et les nobles fournissaient non-seulement une victime, mais tous ceux de leurs enfants que le dieu réclamait. On les brûlait vifs devant lui et l'odeur de leur chair apaisait sa colère. Le chant des flûtes et des trompettes couvrait les cris de douleur ; et, pour que l'offrande fût valable, la mère devait être là, impassible et vêtue d'habits de fête.

Jephté, pour s'assurer le succès sur les Ammonites, promet de sacrifier la première personne qu'il rencontrerait en rentrant chez lui après la victoire ; et sa fille fut réservée par le sort à l'accomplissement de son vœu.

Le roi mohabite Mésha, serré de près dans sa capitale par Joram et Josaphat, dévoue son fils à son dieu Kamosh et le brûle sur la muraille en face du camp ennemi, qui, frappé de terreur, prend aussitôt la fuite.

Les sacrifices humains ont existé chez presque tous les peuples :

Les Phéniciens immolaient des enfants une fois par an. Les Carthaginois sacrifiaient des prisonniers de guerre dans les disettes et les épidémies. Chez les Grecs, Achylles immole douze Troyens à Zeus. Chez les Perses, Amestris, épouse de Xercès, fit enfouir, vivants, douze hommes pour se rendre propice le monde souterrain. A la fête des Lares, on sacrifiait, à Rome, des enfants vivants et, jusqu'au IVe siècle de notre ère, le sang humain coula à Rome sur l'autel de Jupiter latial. Le dieu de nos pères les Gaulois n'avait guère de goûts meilleurs : Teutatès était friand de sang humain que lui versaient les druides : les victimes étaient choisies parmi les prisonniers de guerre, immolées avec le glaive ou brûlées dans des mannequins d'osier.

Les rois, représentants ou descendants des dieux, sont implacables ; sans merci les guerres qu'ils entreprennent. Malheur aux vaincus qui sont massacrés ou emmenés en esclavage !

Ouni, ministre de Pepi Ier, deuxième roi de la VIe dynastie égyptienne, rend ainsi compte des gestes de son armée :

« Cette armée alla en paix : elle écrasa le pays des Hiroushaïtou.

« Cette armée alla en paix : elle fit brèche dans toutes leurs enceintes fortifiées.

« Cette armée alla en paix : elle coupa leurs figuiers et leurs vignes.

« Cette armée alla en paix : elle incendia tous leurs blés.

« Cette armée alla en paix : elle massacra leurs soldats myriades.

« Cette armée alla en paix : elle emmena leurs hommes, leurs femmes et leurs enfants en grand nombre comme prisonniers vivants ; ce dont Sa Sainteté se réjouit plus que de toute autre chose. »

D'après une inscription trouvée à Karnak sur une stèle et traduite par Mariette, voici la puissance donnée par le dieu Amon à Thoutmos III de la XVIIIe dynastie :

« Je suis venu, lui dit le Dieu.

« Je t'accorde d'écraser les princes de Zahi ; je les jette sous tes pieds à travers leurs contrées ; je leur fais voir ta majesté telle qu'un seigneur de lumière, lorsque tu brilles sur leurs têtes comme mon image.

« Je suis venu. Je t'accorde d'écraser les Barbares d'Asie ; d'emmener en captivité les chefs des peuples

Routonou. Je leur fais voir ta majesté couverte de ta parure de guerre, quand tu saisis tes armes sur le char.

« Je suis venu. Je t'accorde d'écraser la terre d'orient. Kafti et Asi sont sous ta terreur. Je leur fais voir ta majesté comme un taureau jeune, ferme de cœur, muni de ses cornes auxquelles on n'a pu résister.

« Je suis venu. Je t'accorde d'écraser les peuples qui résident dans leurs ports. Les régions de Madon tremblent sous ta terreur. Je leur fais voir ta majesté, comme l'hippopotame, seigneur de l'épouvante, sur les eaux et qu'on n'a pu approcher.

« Je suis venu. Je t'accorde d'écraser les peuples qui résident dans leurs îles. Ceux qui vivent au sein de la mer sont sous ton rugissement. Je leur fais voir ta majesté comme un vengeur qui se dresse sur le dos de sa victime.

« Je suis venu. Je t'accorde d'écraser les Tahonou; les îles des Danaens sont au pouvoir de ton esprit. Je leur fais voir ta majesté tel qu'un lion furieux qui se couche sur leurs cadavres à travers leurs vallées.

« Je suis venu. Je t'accorde d'écraser les contrées maritimes. Tout le pourtour de la grande zone des eaux est lié à ton poing. Je leur fais voir ta majesté telle que le maître de l'aile qui embrasse, en un clin d'œil, ce qui lui plaît.

« Je suis venu. Je t' ccorde d'écraser les peuples qui résident dans leurs lagunes, de lier les maîtres des Sables en captivité. Je leur fais voir ta majesté semblable au Chacal du Midi, seigneur de vitesse, coureur qui rôde à travers les deux régions.

« Je suis venu. Je t'accorde d'écraser les barbares de Nubie. Jusqu'au peuple de Pount, tout est dans ta main. Je leur fais voir ta majesté semblable à tes deux frères, Hor et Sit, dont j'ai réuni les bras pour assurer ta puissance. »

Les immenses travaux faits en Egypte pour régulariser les fécondantes inondations du Nil ; ces temples grandioses, ces massives pyramides dont celles de Khéops et de Képhrèn seules ont demandé, à elles deux, plus de cent ans à construire et qui écrasent, dit-on, de leur imposante majesté, ceux qui les contemplent ; ces villes funéraires et ces hypogées royales, destinées à assurer une immortalité bienheureuse à leurs habitants ; toutes ces œuvres gigantesques qui nous émerveillent et nous confondent ont été accomplies par les captifs que ramenait la guerre, après la destruction et le massacre des nations vaincues, et qui y étaient employés par centaines de mille.

L'orgueil et l'égoïsme régnaient superbes et impassibles, comme les colossales statues qu'ils ont élevées et dont les siècles n'ont pu encore entamer le sombre granit.

Les Chaldéens et les Assyriens, d'une civilisation beaucoup moins avancée que les Egyptiens, furent bien plus sanguinaires encore dans leurs conquêtes. Ils brûlaient et démolissaient les villes sur leur passage, empalaient ou écorchaient vifs les chefs rebelles :

Tiglath-Phalasar qui régnait 1,130 ans environ

avant Jésus-Christ, a gravé sur ses stèles de victoire comment il opéra avec ses ennemis : « Je remplis de leurs cadavres les vallées et les ravins de la montagne. Je les décapitai et couronnai de leurs têtes les murs de leurs villes. J'emmenai des esclaves, du butin, des trésors sans nombre... Je couvris de ruines les districts de Saraoush et d'Ammaoush qui, de temps immémorial, n'avaient pas fait leur soumission. Je les châtiai. Je semai le sol de leurs cadavres comme des bêtes féroces. J'occupai leurs villes; j'emportai leurs dieux; je les emmenai prisonniers, eux, leurs biens et leurs trésors. Je livrai les villes aux flammes; je les démolis, je les détruisis, j'en fis des ruines et des décombres; car, je suis le roi puissant, le destructeur des méchants; celui qui anéantit les bataillons ennemis ».

Tougoultininip, qui régnait deux siècles après, exposait sur des pals les corps des vaincus. Son successeur Ashshournazipala décrit lui-même sa façon de procéder: Dans le Kourdistan et dans les régions méridionales de l'Arménie : « Je livrai au fil de l'épée deux cent soixante combattants. Je leur coupai la tête et j'en construisis des pyramides. » Dans une révolte en Mésopotamie, quoiqu'à son approche les révoltés eussent jeté leurs armes et implorassent leur pardon : « J'en tuai un sur deux. Je bâtis un mur devant les grandes portes de la ville ; j'écorchai les chefs de la révolte et j'en recouvris le mur avec leur peau. Quelques-uns furent murés vifs dans la maçonnerie; quelques autres empalés au long du mur. J'en écorchai un grand nombre en ma présence et je revêtis le mur de leur peau. J'assemblai leurs têtes en forme de couronnes et leurs cadavres transpercés en forme de guirlandes ». Avec les habitants de Karkhi qui avaient abandonné leurs châteaux et leurs places fortes pour sauver leur vie : « Je me ruai à leur poursuite. Je semai mille cadavres de leurs guerriers dans la montagne. Je jonchai la montagne de leurs cadavres, j'en remplis les ravins. Deux cents prisonniers qui étaient vivants entre mes mains, je leur tranchai les poignets ». Il ravage sans pitié tous les districts qui s'étendent le long du Khabour et de l'Euphrate. Le pays de Loukhouti lui résiste : les villes sont brûlées, mises à sac, les prisonniers empalés, et c'est avec raison qu'il s'écrie : « Sur les ruines ma figure s'épanouit, dans l'assouvissement de mon courroux je trouve mon contentement ».

Les Hébreux en usaient à peu près de même avec leurs ennemis vaincus. Moïse, dans la guerre contre le roi Sihon, le massacra avec ses fils et tout son peuple. « Et nous prîmes, dit-il, toutes ses villes, égorgeâmes tous les hommes et les femmes et les petits enfants; nulle cité ne fut épargnée. » Josué, qui fut un grand général, brûlait toutes les villes et massacrait tous les habitants des pays ennemis jusqu'à ce qu'il ne restât plus âme qui vive. Les bestiaux, eux-mêmes, quand on ne pouvait les emmener, étaient égorgés; ordre était donné de tuer tout ce qui respire... Dans la guerre contre les Amalécites, Samuel dit à Saül : « Va donc maintenant et frappe les Amalécites, détruis tout ce qu'ils possèdent et ne les épargne point. Mets à mort et l'homme et la femme et l'enfant et le nourrisson, leurs bœufs et leurs moutons, leurs chameaux et leurs ânes ». Le roi David ne traita pas mieux les Ammonites : « On les mit, rapporte Samuel, sous des scies et sous des herses de fer et on les fit passer par les fourneaux où l'on cuit la brique ».

Dans la guerre du Moab et d'Israël, sous Joram, Hornaïm, victorieux, égorgea la population juive des villes prises, ou l'emmena en esclavage et la remplaça par des colons moabites.

Au milieu de ces nations primitives et féroces où le droit du plus fort, poussé jusqu'à l'anéantissement et le martyre du faible et du vaincu, régnait en maître, impitoyable et tranquille; où l'orgueil, exalté jusqu'à la déification du moi, semble tout absorber, nous ne pouvons pressentir qu'une bénigne et contraire influence : celle de la Médecine.

La Médecine, en effet, précéda de longtemps la constitution des empires. Aussitôt qu'un cri de douleur eut fait tressaillir un cœur humain et approcher un homme de son semblable dans le but de le secourir, la Bienfaisance et la Médecine naquirent, sœurs jumelles, dont l'histoire ne peut être séparée et que l'amour maternel engendra, sans doute, dès la première naissance dans la première famille humaine.

Cette salutaire angoisse que provoque en nous la vue de la souffrance d'autrui et le soulagement que nous éprouvons à la faire cesser — car qui n'a connu la joie de supprimer ou d'alléger une souffrance et qui pourrait la nier! — me semblent les divins agents de la loi du progrès moral. C'est à eux qu'est dû le grand courant de bienfaisance et de justice latente qui, à travers mille siècles, mille obstacles, est parvenu à se frayer un passage dans le monde et qui doit, ayons-en l'espoir, le couvrir et le pénétrer. C'est la tâche du temps dans l'éternité.

La médecine, au début, sans expérience et ne possédant que son bon vouloir, dut n'être qu'une bien humble servante de la bienfaisance. En revanche, on peut dire que tous les braves gens étaient médecins ou tentaient de l'être. Aussi, l'essence supérieure de la médecine s'imposa-t-elle aux hommes au point que, dans toutes les civilisations antiques, nous la trouvons déjà l'apanage des dieux et des rois, exercée dans les temples et même partie intégrante de l'enseignement philosophique et religieux.

En Egypte, dont les habitants ont devancé les peuples connus dans l'art de guérir comme dans les autres sciences, le dieu Thot ou Hermès, fut le révélateur des sciences y compris la médecine. Les livres hermétiques, d'après Clément d'Alexandrie, formaient une sorte d'encyclopédie officielle et religieuse en quarante-deux livres dont les six derniers traitaient de la médecine. Cette collection qui, malheureusement, n'existe plus, était la base de l'instruction théorique et pratique, donnée dans les temples par les médecins sacerdotaux. Ils croyaient, ces pères véritables de la civilisation ancienne, que les maladies avaient pour origine l'introduction dans le corps d'un esprit mauvais et leur thérapeutique avait un double but : chasser l'esprit mauvais ; puis réparer les désordres qu'il avait produits dans nos organes.

Messieurs, mettons à la place d'esprit mauvais, microbe, — être infiniment petit et invisible à l'œil nu des Egyptiens, — et admirons, en passant, la sagacité de ces observateurs, la sagesse de ces principes thérapeutiques qui, il y a beaucoup plus de soixante siècles, étaient ceux d'aujourd'hui.

Suivant Manéthon, sa sainteté Téti, fils de Mini, le fondateur de la première dynastie égyptienne de race humaine, dieu lui-même, descendant de Râ, fils du Soleil, exerça la médecine et composa des traités d'anatomie. Tososthrôs, deuxième roi de la IIIe dynastie, fut médecin comme Téti. Il fit, comme lui, des traités qui existaient encore aux premiers siècles de l'ère chrétienne.

Les dieux eux-mêmes intervenaient pour guérir. Suivant une grande stèle attribuée aux prêtres de Karnak, Bintroshit, fille du prince de Bakstan, chef syrien, et sœur de la femme de Ramsès II, étant devenue malade, et le chef des magiciens royaux ne parvenant pas à la guérir, le père de la jeune fille s'adressa à Ramsès II. Celui-ci se prosterna devant Khonsou, dieu-fils de la triade thébaine, et le pria d'intervenir. Il fit porter devant sa statue principale une seconde statue du dieu. « Donne-lui ta vertu divine, implora-t-il, et je l'enverrai pour qu'elle guérisse la fille du prince de Bakhtan ». Le dieu y consentit, la statue partit pour Bakhtan où elle arriva près de Bintroshit, après un voyage solennel d'un an et cinq mois, et la princesse fut soulagée à l'instant.

Les médecins devaient traiter les malades conformément à certaines règles établies dans les livres d'origine divine. Suivant le papyrus d'Ebers, 1550 ans avant Jésus-Christ, les médecins appartenaient en grande partie à la classe des prêtres. Les élèves étaient admis dans les écoles annexées aux temples et y recevaient l'enseignement professionnel. On amenait dans les temples les malades pour y recevoir des soins. Les médecins pharaoniques avaient une pratique chirurgicale assez étendue. Ils faisaient des opérations, comme le prouve leur arsenal chirurgical. Ils pratiquaient la circoncision et la castration, ouvraient les tumeurs, réduisaient et contenaient les fractures, etc. L'hygiène et la diététique préoccupaient sérieusement les médecins de la vieille Egypte. La sobriété et la propreté étaient formellement prescrites par la loi. L'ivrognerie était considérée comme un vice déshonorant. Les Egyptiens pratiquaient l'hydrothérapie et le massage. Il résultait forcément, de toutes ces connaissances, un très important enseignement clinique dans les temples qui étaient de véritables hôpitaux où la bienfaisance s'exerçait continuellement et d'où elle rayonnait au loin. Ainsi la tradition grecque raconte que Solon, Pythagore, Platon, passèrent plusieurs années à Héliopolis pour y étudier les sciences et la philosophie égyptienne.

Les textes cunéiformes nous apprennent qu'en Babylonie, comme en Assyrie, la médecine était en honneur, puisqu'elle faisait partie du sacerdoce. Les prêtres-médecins délivraient des remèdes mais non sans une incantation ; et, quand le malade guérissait, l'incantation plus que le remède avait l'honneur de la cure. Si la médecine ne progressa guère à ce régime, l'idée de bonté pratique, de bienfaisance fit son chemin ; et, à Babylone, au moment de la conquête macédonienne, lorsqu'un individu tombait malade, ses parents l'exposaient sur la voie publique. Les passants s'approchaient du malade, l'interrogeaient sur son mal, et, s'ils reconnaissaient avoir éprouvé, soit eux-mêmes, soit quelqu'un de leur connaissance, la même maladie, ils lui indiquaient le remède qui les avait guéris. Nul ne pouvait se soustraire à cet acte de charité et le bon Hérodote qui a raconté le fait s'émerveillait beaucoup de cette touchante coutume.

Les Israélites, dont l'initiation scientifique vint d'Egypte, eurent les mêmes doctrines médicales que les Egyptiens. Ils regardaient les maladies, surtout celles qui frappaient à la fois un certain nombre de personnes, comme une punition de Dieu. Les fonctions de prêtre comprenaient non seulement tout ce qui concernait le culte, mais aussi l'enseignement, sous toutes ses formes, et la pratique de l'art de guérir. Moïse, élevé dans le palais des Pharaons y reçut une éducation complète et, possédant toute la science sacerdotale égyptienne, non seulement dut formuler pour son peuple les règles d'hygiène vulgaire en Egypte, mais dut le faire profiter, en outre, de toutes les pratiques usitées par les prêtres. Aussi ses prescriptions, en matière d'hygiène, sont si remarquables qu'on dirait que Moïse avait l'intuition du rôle des microbes et, dans sa pensée, le substituait à celui des esprits malins. La Bible et le Talmud comprennent les principales branches de l'hygiène privée et publique actuelle. Ils traitent de l'air, de l'eau, de l'alimentation, du vêtement, des soins à donner au corps et de la prophylaxie des maladies. L'examen des animaux devait être fait avant l'abattage. La tempérance était obligatoire et l'ivresse punie de mort. Les déjections humaines devaient être enfouies sans aucun délai. La déclaration des cas de lèpre était prescrite par la loi; les cas douteux étaient tenus en observation et les malades avérés étaient isolés. Le feu et l'eau étaient les agents de la désinfection. Celle-ci s'étendait aux personnes contaminées ainsi qu'à tous les objets touchés jusqu'au quatrième contact successif.

Il est très probable que l'observance de règles d'hygiène si parfaite ont exercé une grande influence sur la vitalité extraordinaire du peuple juif dans tous les pays du monde; sur l'immunité relative dont il jouissait à travers les épidémies et les pestes qui ravagèrent, au Moyen-Age, l'Europe si dénuée d'hygiène; immunité qui souvent, il est vrai, fit accuser les Juifs d'être les auteurs de ces épidémies et les fit brûler comme tels.

Aux Indes, c'est Dhavantari, le médecin des dieux qui, avec l'assentiment de Brahma, révéla la médecine aux hommes, et, pendant la période védique, le médecin se confondit avec le prêtre. Le feu, Agni, était invoqué comme le conservateur de l'existence, l'ami des malades. C'est sous la dictée de Dhavantari que Sucruta, un des plus anciens médecins de l'Inde, écrivit son traité intitulé *Ayurvéda* (science de la vie) qui resta toujours confié à la garde des Brahmanes.

En Chine, l'empereur Huang-ti, qui vivait 2,600 ans avant Jésus-Christ, est l'auteur d'un traité de médecine qui existe encore aujourd'hui.

Au Thibet, le *Radijatchava*, le plus ancien livre sur la médecine, passe pour avoir été dicté par Otaki, sorte de dieu boudhique de la médecine qui, encore aujourd'hui, y est presque entièrement exercée par les Lamas.

Les prêtres des Perses, ou mages, étaient leurs seuls médecins. Ils avaient recours à des cérémonies religieuses pour conjurer l'influence des mauvais esprits, en même temps qu'ils administraient des médicaments aux malades.

En Grèce, c'est le centaure Chiron, fils de Saturne et frère de Jupiter, le maître des dieux, qui, d'après la mythologie, enseigna la médecine à Esculape. Les plus anciennes traditions nous montrent les prêtres Asclépiades exerçant l'art de guérir dans les temples d'Esculape, ou Asclépions, dont les plus célèbres furent ceux de Titane, de Pergame, d'Epidaure, de Knide et de Cos où étudia le grand Hippocrate.

Chez les Gaulois, les druides étaient prêtres, juges et médecins.

Venant ainsi des dieux, exercée par les rois eux-même, par les prêtres qui étaient la classe d'élite, dans les temples où elle était certainement le meilleur culte, la médecine eut forcément une grande influence sur les peuples antiques dont nous connaissons l'égoïste et sauvage état d'âme.

Les soins donnés au malade, au blessé, touchent le cœur de celui-ci — les animaux eux-mêmes y sont sensibles — et de cet échange de sympathies, entre le médecin et celui qu'il secourt, résulte une élévation de niveau pour les deux. Car, tout ce qui nous détache de notre moi corporel nous élève et nous améliore. En douter ne serait-ce pas douter de la supériorité de l'esprit sur la matière, des plaisirs intellectuels sur les jouissances physiques ?

La médecine, en faisant connaitre et en propageant la satisfaction attachée au soulagement des souffrances d'autrui a été, non seulement une école de bienfaisance, mais aussi une grande école de sagesse et de philosophie. En contact fréquent avec la mort, elle en recueille les sévères et suprêmes leçons où apparaît la valeur relative des choses humaines : fragilité du faste, de la pompe fût-elle royale, des titres fussent-ils divins ; valeur supérieure des actions, puisque leurs effets persistent.

Il en résulta, dans la médecine sacerdotale des grandes nations antiques, et plus tard dans la médecine laïque, des doctrines professionnelles d'une hauteur extraordinaire.

Ainsi, les livres védiques qui remontent à l'époque la plus reculée de la tradition écrite, dans lesquels Sucruta, l'Hippocrate fabuleux de l'Inde, a inscrit les révélations médicales du dieu Dhavantari, contiennent sur l'exercice de l'art de guérir les préceptes les plus élevés. Des chapitres entiers sont consacrés aux conditions dans lesquelles devait se faire l'étude et la pratique de la médecine. Le tableau des qualités requises pour l'homme vraiment digne d'exercer son art est empreint d'une remarquable noblesse de sentiments. L'initiation du jeune Brahmane se faisait par une solennité religieuse, à la fin de laquelle le maître amenait son disciple devant l'autel du dieu Agni, le conservateur de l'existence, l'ami des malades ; faisait avec lui, plusieurs fois, le tour du feu sacré et prononçait avec lui une formule de serment d'une beauté comparable à celle du serment d'Hippocrate. La qualité maîtresse de l'initié devait être la bienveillance ; la bonté, qui n'avait de limites que les ennemis du roi, les gens de mauvaise vie, ceux qui versaient sans scrupule le sang des animaux, et ceux qui, radicalement malsains, étaient incapables de tenir leur place dans la société. Les honoraires variaient avec la situation du client. Les Brahmanes, les maitres, les parents, les amis intimes, les pauvres devaient être soignés gratuitement, en vue de préparer le médecin, après cette vie, à l'affranchissement final. Le maître devait naturellement s'efforcer de posséder toutes les qualités requises de l'élève, et la vie des médecins devait présenter, pour tous, un touchant modèle de parfaite honorabilité et de bienfaisance.

Cette généreuse et pure morale, dans une époque aussi éloignée et en présence du spectacle que nous donne depuis la lamentable histoire des peuples, nous semblerait incroyable, si elle n'était établie par des documents d'une authenticité certaine. Trouvons-y, Messieurs, la preuve de l'ancienneté de l'homme, de son immuable et progressive évolution, un encouragement à en faciliter la marche, quelque lente, pleine d'entraves et de reculs qu'elle puisse nous paraître dans l'éphémère espace de temps où nous pouvons y coopérer.

Chez les Grecs, nos ancêtres en civilisation, la médecine, exercée dans les temples d'Esculape, s'affranchit, probablement assez tôt, des pratiques purement magiques et ne mérita pas longtemps les railleries d'Aristophane. Nous savons par Galien que les anciennes familles Arclépiades elles-mêmes se livraient à certaines études anatomiques. La littérature médicale antérieure à Hippocrate a disparu; mais l'union intime qui existait, avant Hippocrate, entre la philosophie et la médecine dans les vieilles écoles ioniennes et dans celles de la Grande Grèce annexées aux instituts de Pythagore; l'étendue même des connaissances renfermées dans les livres d'Hippocrate, nous sont de sûrs garants de la place que la médecine occupait. Platon étudiait et classait les maladies, se flattait d'employer la méthode d'Hippocrate; et celui-ci affirmait son admiration pour l'illustre philosophe. Héraclite, Démocrite, Empedocle exercèrent la médecine. Mais, ce qui, plus que tout, peut donner l'idée du rôle qu'eut la médecine sur le progrès moral et sur le développement de la bienfaisance dans le monde grec, est le serment qui terminait, à Cos, la cérémonie de l'initiation du disciple, dont Hippocrate nous a conservé la belle formule et que je ne puis résister à vous citer tout entier :

« Je jure par Apollon, médecin ; par Hygie, par Panacée et par tous les dieux et déesses que je prends à témoin, que j'accomplirai de tout mon pouvoir et selon mes connaissances, ce serment tel qu'il est écrit.

« Je regarderai comme mon père celui qui m'a enseigné la médecine ; je l'aiderai à vivre et lui donnerai ce dont il aura besoin. Je regarderai ses enfants comme mes propres frères. S'ils veulent apprendre cet état, je le leur enseignerai sans argent, ni obligation par écrit. Je leur ferai connaître les principes de la médecine ; je leur en donnerai des explications étendues. Je leur communiquerai généralement toute la doctrine, comme à mes enfants, à eux et aux disciples qui auront été immatriculés et qui auront prêté le serment suivant l'usage de la médecine ; mais non à d'autres qu'à ceux-là.

« J'ordonnerai aux malades le régime convenable, d'après mes lumières et mon savoir. Je les défendrai contre toutes choses nuisibles et injustes. Je ne conseillerai jamais à personne d'avoir recours au poison ; et j'en refuserai à ceux qui m'en demanderont. Je ne donnerai à aucune femme de remède pour la faire accoucher avant son terme. Je conserverai ma vie pure et sainte, aussi bien que mon art. Je ne taillerai point les personnes qui ont la pierre ; je laisserai cette opération à ceux qui en font profession. Lorsque j'entrerai dans une maison, ce sera toujours pour assister des malades ; me tenant pur de toute injustice et de toute corruption avec les hommes et les femmes, esclaves ou libres. Tout ce que je verrai ou que j'entendrai dans le commerce des hommes, soit dans les fonctions ou hors des fonctions de mon ministère et qui ne devra point être rapporté, je le tiendrai secret, le regardant comme une chose sacrée.

« Ainsi, puissé-je vivre longtemps, réussir dans mon art et devenir célèbre dans tous les siècles, comme je garderai ce serment, sans en violer un seul article. Si j'y manque, et me parjure, qu'il m'arrive tout le contraire ».

Les préceptes d'Hippocrate relatifs à l'exercice de la médecine ne sont pas moins suggestifs. Permettez-moi de vous en citer quelques-uns :

« La médecine est le plus illustre de tous les arts... Pour faire un bon médecin, il faut six choses : des talents naturels, une bonne éducation, de bonnes mœurs, avoir étudié jeune, l'amour du travail et le temps... Les bonnes mœurs font fructifier les préceptes et sont comme le bon air qui nourrit et fait croître la semence.

« Le médecin doit être réservé et humain, mais il doit surtout se montrer toujours juste. L'amour de la justice sert en tant d'occasions ! il trouve bien sa place chez les médecins vis-à-vis des malades. Ceux-ci se livrent entièrement entre leurs mains; ils leur abandonnent, à toute heure, leurs femmes, leurs filles, leurs effets les plus précieux. Les médecins doivent donc être bien sûrs d'eux-mêmes..... Le médecin vrai philosophe est un demi-dieu. L'art de la sagesse et celui de la médecine se tiennent de près. Tout ce que donne le premier, le second doit le mettre en usage : mépris de l'argent, modération, décence, modestie, honneur, bonté, affabilité, propreté, juste appréciation de toute espèce de besoin dans la vie, courage contre les événements. Les médecins sont exposés sans cesse aux occasions propres à déceler la luxure, ou la bassesse, ou l'intempérance, ou la cupidité, ou la médisance. C'est pourquoi la médecine doit participer à la sagesse.

« Le bon médecin doit songer à sa dignité et non au gain. Il vaut mieux avoir à se plaindre de l'ingratitude des personnes que l'on a guéries, que de s'assurer du payement de celles qui sont en danger. Je recommande de voir les malades quelquefois gratuitement, préférant le plaisir de la reconnaissance à celui d'un vain luxe.

« S'il se présente divers cas à secourir, c'est aux pauvres que vous devez aller d'abord. On ne peut point aimer la médecine sans aimer les hommes. Le bon mécin travaille de toutes ses forces à ne commettre aucune faute. Il ne néglige absolument rien, même vis-à-vis de l'indigence la plus dénuée, pour parvenir à traiter les maladies d'une manière irréprochable ».

Hippocrate lui-même, par la pureté de sa vie, la noblesse de son caractère, sa sollicitude pour les malades donne l'exemple de toutes les vertus qu'il recommande. La peste régnait à Athènes assiégée. Hippocrate accourt, fait allumer de grands feux sur toutes les places, et, grâce à son dévouement, l'épouvantable épidémie est enrayée. Il envoie ses deux fils, Thessalus et Dracon, au secours de l'Illyrie ravagée par le même fléau. Le roi des Perses, Artaxercès, désireux de s'attacher un homme de la valeur d'Hippocrate, lui envoie une députation chargée de riches présents pour lui demander de venir à sa cour. Hippocrate refuse les présents d'Artaxercès et fait à ses envoyés cette fière et patriotique réponse : « J'ai, dans mon pays, le vivre, le vêtement et le couvert. Il ne m'est pas permis de posséder les grandeurs et les richesses des Perses, non plus que de guérir les Barbares qui sont les ennemis des Grecs ».

Voilà, Messieurs, la haute et touchante morale qui, érigeant en devoir professionnel le désintéressement et la charité, les soins à donner gratuits et de préférence aux pauvres, s'était dégagée 400 ans avant Jésus-Christ, de la pratique médicale des temples et des écoles de la Grèce, au milieu desquels étaient déjà célèbres, du temps d'Hippocrate, les écoles de Cos, de Knide, de Rhodes, de Crotone en Italie, de Cyrène en Afrique, et par lesquelles elle se diffusait de toutes parts.

Ces préceptes si parfaits ont été la révélation et le couronnement d'un obscur passé, en même temps qu'un phare pour l'avenir. Le serment d'Hippocrate se transmit dans toutes les écoles médicales qui émanèrent de la civilisation grecque. Il est encore en vigueur à la Faculté de médecine de Montpellier, la mère des Facultés de l'Europe, comme on l'a appelée, où le récipiendaire le prononce aussitôt après la soutenance de sa thèse. C'est la base de toute l'éthique médicale, et pour l'avoir transmis, Hippocrate a doublement mérité le nom de père de la médecine.

La bienfaisance est désormais solennellement fixée à la médecine; elle pénètre partout où pénètre celle-ci dont elle apparaît comme fonction, si je puis m'exprimer ainsi ; et, en dépit de quelques détracteurs, l'art de guérir ne cesse de suivre la marche de la civilisation.

A Rome, la médecine professionnelle ne se développa guère avant les empereurs. Elle était encore sacerdotale du temps de Cicéron, comme le prouve une lettre qu'il écrivit à sa femme pour lui recommander d'offrir des sacrifices à Apollon et à Esculape, en reconnaissance du rétablissement de sa santé. Caton le Censeur interdisait les médecins à son fils Marcus. Pline l'Ancien, affirme que, pendant six cents ans, les Romains se passèrent de médecins ; ce qui tenait probablement à la perfection de leur hygiène, mais pourrait bien être aussi une des causes de l'absence totale de bonté et de générosité dans la si glorieuse histoire de la grande République romaine.

Un édit de Jules César ayant accordé le droit de cité à tous ceux qui viendraient à Rome pour y exercer la médecine, la ville fut bientôt abondamment pourvue de médecins grecs. Auguste, fonda, pour ses armées de terre et de mer, un service médical, ainsi que des *Valetudinaria*, sortes d'hôpitaux militaires. La médecine fut rapidement en grand honneur dans l'Empire, où furent instituées des catégories de médecins fonctionnaires, ou archiâtres. Il y eut des archiâtres palatins ou des palais des empereurs ; des archiâtres urbains ; des archiâtres scolaires, chargés de l'enseignement de la médecine ; des archiâtres des cirques, des vestales, etc. Je n'ai point besoin de vous rappeler le lustre que Celse et Galien, en particulier, jetèrent sur la médecine romaine. La bienfaisance médicale porta bientôt ses fruits au dehors, et, en l'an 400, elle inspira à une chrétienne, Fabiola, la pensée de se dépouiller de tous ses biens pour fonder à Rome la *Villa Languentium*. le premier asile public que la charité privée ait ouvert pour le soulagement des malades.

Dans l'empire arabe, la médecine eut un développement remarquable. Le mépris que le khalife Omar manifesta, a-t-on dit, pour les sciences, en ordonnant de brûler les inestimables collections de la bibliothèque d'Alexandrie, ne lui survécut pas en tout cas. Les Khalifes, ses successeurs, encouragèrent, dans leurs vastes royaumes, les savants au milieu desquels distinguons deux médecins, Rhazès et Avicenne ; celui-ci surtout qui fut mis en prison par le sultan pour avoir refusé d'empoisonner le gouverneur de sa province et mourut après avoir mis en liberté ses esclaves, distribué son bien aux pauvres et donné au monde un bel exemple de probité professionnelle et d'amour de l'humanité.

Des centres d'étude et d'enseignement, dans lesquels la médecine occupait une large place, furent créés de toutes parts, au point qu'au XIIe siècle l'Espagne musulmane comptait, seule, soixante-dix bibliothèques et dix-sept grands établissements d'instruction ; tandis que le monde latin n'en possédait que deux, ceux de Salerne et de Paris, et pas une bibliothèque un peu considérable.

Les Arabes fondèrent un grand nombre d'hôpitaux ; il y en eut dans toutes les grandes villes. Aussi, la période arabe fut-elle un intermédiaire brillant, à travers le Moyen-Age, entre la médecine ancienne et la médecine moderne, portant partout avec elle les précieux enseignements de bienfaisance, qui sont inséparables de l'exercice de l'art médical.

Mais, c'est en Occident que la bienfaisance, puissamment secondée par le Christianisme, qui fait de l'amour du prochain un de ses deux plus grands commandements, devait être la plus féconde. C'est en France surtout, patrie de la chevalerie et des nobles entraînements, où les habitants étaient préparés aux idées généreuses par l'antique pureté de leurs mœurs et par l'ascendant séculaire de leurs admirables femmes, associées, dès les temps les plus reculés, au conseil comme à l'action, dignes reines de leurs tournois et dames de leurs pensées.

En 542, un fils de Clovis fonde à Lyon le premier hôpital de France. En 570, le Concile de Tours pose en principe l'assistance des pauvres et des malades. Bientôt des hospices, des Hôtels-Dieu, comme on les nomma si justement, s'élevèrent de toutes parts, au point que Rouen qui, parmi ses gloires, peut revendiquer celle d'avoir toujours été à la tête des œuvres de charité, n'en comptait à lui seul, au XIVe siècle, pas moins de huit : l'hôpital de la Madeleine, l'hôpital Saint-Martin, l'hôpital du Saint-Esprit, l'hôpital Saint-Vivien, l'hôpital Saint-Jean-sur-Renelle, l'hôpital des Chaussetiers, l'hôpital du Roi et le Bureau des pauvres valides qui devait donner naissance à l'Hospice-Général; plus les maladreries et les léproseries.

En outre, les misères de la première Croisade aidant, un grand nombre d'ordres religieux se formèrent pour soigner les malades et les blessés. Tels furent les hospitaliers de Saint-Lazare destinés à combattre les infidèles et à secourir les malades et les lépreux ; les chevaliers de Saint-Jean-de-Jérusalem ; les chevaliers Teutons; l'ordre du Saint-Esprit; l'ordre des Béguines. Plus tard, l'ordre des frères Saint-Jean-de-Dieu, fondé en 1534; l'ordre des sœurs de la Miséricorde ou des filles de Charité, fondé en 1617 par saint Vincent-de-Paul, et qui sont encore actifs sur tout le globe aujourd'hui.

Je ne rappellerai que pour mémoire le rôle de la bienfaisance médicale dans les terribles épidémies et dans les pestes qui, à plusieurs reprises, ravagèrent l'Europe. La médecine eut alors, avec quelques héros connus, d'innombrables martyrs, victimes obscures du devoir professionnel et dont l'histoire ignorera toujours même le nom. Ils allaient, au péril de leur vie, avec les moyens qu'ils avaient, secourir les contagieux et les pestiférés ; et, cette charité humaine demandait, sans doute, plus d'abnégation et de courage qu'il n'en faut, présentement, pour injecter un sérum curateur quand on est soi-même immunisé. Aussi, est-ce à bon droit qu'ils portaient haut leur conscience et leur bannière où, à Rouen par exemple, ils avaient inscrit pour devise : *Medicinam creavit Altissimus.*

Combien la médecine ne justifia-t-elle pas encore cette devise en combattant l'enfer et ses démons qui, pendant de longs siècles, furent la terreur des populations et de l'Eglise elle-même, puisque ni le cloître ni le sacerdoce ne mettaient à l'abri de leurs atteintes! Comme M. le Dr Giraud vous l'a magistralement exposé, Messieurs, dans son discours de réception, il était extrêmement dangereux de se trouver accusé de commerce avec le démon. On peut s'en faire une idée par le procès Gaufridi, au commencement du XVIIe siècle, où l'inquisiteur Michaëlis trouva moyen, assura-t-il, de tirer du petit corps de Madeleine de la Palud une armée de 6,600 diables, d'en laisser encore une centaine et de lui faire rejeter le sortilège de la bouche sous forme d'une matière gluante.

Les tribunaux étaient impitoyables. Remy, juge de Nancy, dans un livre dédié au cardinal de Lorraine, en 1596, assure avoir brûlé, à lui seul, en seize années, huit cents sorcières. Dans le procès de Saint-Pé, Lancre raconte qu'il condamna huit prêtres à mort, que cinq s'échappèrent, mais que les commissaires se hâtèrent de brûler les trois autres.

Le mal traversa même l'Atlantique avec les Puritains, et, en l'année 1692, dans le procès de Salem, près Boston, vingt personnes furent pendues ou étouffées; huit autres furent condamnées, cent cinquante mises en prison; deux cents autres furent incriminées et un grand nombre mises en fuite par la peur. Car, l'épidémie était arrivée à ce point que les enfants accusaient de sorcellerie leurs parents, et que les parents accusaient leurs enfants!

Dans notre pays de sapience, en Normandie, dans l'année 1638 seule, quinze sorciers furent exécutés à Neufchâtel-en-Bray, et en 1730, à Beaumont-le-Roger, la question ordinaire et extraordinaire était encore appliquée à un vieillard de soixante-six ans, Levavasseur, inculpé de sortilège.

Il faudrait de longues recherches pour retrouver le rôle bienfaisant de la médecine, luttant, à travers le Moyen-Age et jusqu'au milieu du XVIIIe siècle, avec le diable, dans les innombrables procès de sorcellerie et de possession du démon qui, en Europe et en France en particulier, allumèrent tant de bûchers. Après avoir réclamé avec Agrippa et Jean Wyer que, si les démoniaques et les sorciers étaient le jouet du diable, on s'en prît au diable et non à ses malheureuses victimes, la médecine est enfin parvenue à terrasser définitivement l'enfer en établissant que le claveau, par exemple, n'est qu'une vulgaire épidémie et non le résultat d'un maléfice; que les fameuses marques du diable ne sont que des phénomènes nerveux morbides; que les prétendus démoniaques ne sont que des hystériques, des épileptiques ou des fous; des malades auxquels on doit des soins et non des possédés qu'il faut mettre à mort.

Toutes ces œuvres de bienfaisance médicale peuvent consoler, Messieurs, de l'effacement trop réel de la médecine, comme de toutes les autres sciences d'ailleurs, au Moyen-Age, de bien des railleries, des compétitions burlesques entre les docteurs de la Faculté qui, en qualité de clercs ne pouvaient verser le sang humain, les chirurgiens forcément laïques et les barbiers.

Et encore, de ces luttes et au-dessus, émerge une grande figure que je ne puis passer sous silence, celle d'Ambroise Paré qui, par son savoir, son dévouement aux armées et dans de mémorables sièges, s'éleva, de barbier, au titre de premier chirurgien du roi et de maître au collège de chirurgie de Saint-Côme; l'auteur de la découverte de la ligature des artères, appelé justement le père de la chirurgie française, et qui dut à ses vertus médicales d'être, la nuit de la Saint-Barthélemy, sauvé du massacre de ses coreligionnaires par Charles IX lui-même. Charles IX, rapporte Brantôme, « l'envoya quérir et venir le soir dans sa chambre et garde-robe, luy commandant de n'en bouger, parce qu'il n'estait pas raisonnable qu'un qui pouvait servir à tout un petit monde fût aussi massacré ».

A partir de la Renaissance où les sciences, appuyées sur l'observation et l'expérimentation qui sont l'essence de la médecine, prirent leur libre essor, qui pourrait, Messieurs, même énumérer les bienfaits de la médecine? Il faudrait pour cela commencer par citer toutes ses conquêtes, puisque toutes elles ont pour effet la diminution de la souffrance humaine. Qui pourrait supputer, le bien qu'elle a accompli depuis la découverte de la ligature des artères par Ambroise Paré jusqu'à celles de l'anesthésie, de la forcipressure et de l'asepsie qui permettent de subir sans douleur, sans hémorrhagie et presque sans danger, les plus formidables opérations; depuis la découverte de la circulation du sang par Harvey, jusqu'à celle de la cellule et de ses propriétés ; depuis la découverte de la percussion et de l'auscultation qui permirent à Laënnec de débrouiller le chaos des maladies de la poitrine et du cœur, jusqu'à celle des rayons de Röntgen qui transforment le corps humain, comme en une translucide maison de verre ; depuis la découverte de Galvani jusqu'à l'électrolyse et aux courants de haute fréquence ; depuis la vaccination contre la variole jusqu'au vaccin du croup et de la peste ; depuis la découverte du microscope jusqu'à celle du microbe infiniment petit, de son ubicuité, de ses espèces et de ses familles, de son rôle dans les maladies et de son asservissement à guérir, lui-même, les affections qu'il engendre, etc.

Les bienfaits de la médecine sont aujourd'hui innombrables et reposent, comme ses progrès, sur des faits d'une rigueur scientifique absolue. Elle a supprimé l'affreuse petite vérole ; elle guérit la rage, la terrifiante diphthérie; immunise contre le tétanos et la peste. Elle lutte victorieusement contre la tuberculose qui, rien qu'en France, cause 150,000 décès par an et nous attaque tous journellement. C'est la médecine qui nous sauvera de l'alcoolisme, ce danger national, en exposant les désordres qu'il produit.

En chirurgie, elle est arrivée à un véritable triomphe. Toute égratignure autrefois était une porte ouverte à la mort; aujourd'hui les plus grandes plaies opératoires sont, pour ainsi dire, sans péril et, la maladie enlevée, se referment comme par enchantement. Le chirurgien n'est arrêté que par l'importance vitale des organes atteints.

Par l'hygiène privée et publique elle écarte non seulement les affections transmissibles dont elle est parvenue à déceler le contage, mais nous rend encore plus résistants contre toutes les autres. Aussi les peuples et les cités qui ont suivi les conseils qu'elle donne ont-ils vu diminuer leur mortalité de 10 à 15 pour mille. Et, chose remarquable, ce sont justement les villes les plus malsaines autrefois, Londres, Memphis (Etats-Unis), par exemple, où, grâce à l'hygiène urbaine, on meurt le moins et on est le moins malade maintenant. Tant est éclatante la réalité des lois de la santé et de la vie, et de leurs inévitables sanctions.

La médecine intervient dans notre existence à tous, depuis la naissance dont elle a fait disparaître les plus dangereux écueils jusqu'à la mort dont elle recule de plus en plus l'inéluctable échéance ; dans les rapports internationaux, en guerre comme en paix : ici, en opposant une efficace barrière aux fléaux épidémiques ; là, en se portant au secours de toute souffrance sur les champs de bataille où elle ne reconnait point d'ennemis, mais « des frères blessés », suivant la magnifique devise de la Convention de Genève.

La médecine est l'inspiratrice et la cheville ouvrière de presque toute la bienfaisance humaine.

Les multiples Sociétés de secours mutuels sont surtout des assurances contre la maladie, cause principale de la détresse chez les travailleurs, et reposent sur le médecin. Ainsi des asiles pour les aliénés, pour les vieillards, pour les incurables, pour les aveugles, les sourds-muets, les enfants trouvés ; ainsi des bureaux de bienfaisance, des dispensaires, des sanatoria, des hôpitaux où les indigents reçoivent aujourd'hui des soins qu'envieraient bien des riches.

De même pour les Sociétés protectrices de l'enfance, les Bureaux et les Conseils d'hygiène; l'organisation de l'assistance publique ; l'inspection des enfants en nourrice, dont le service départemental a coûté à la France 1,700,000 francs en 1898; l'inspection du travail dans les manufactures, les gouttes-de-lait, les pouponnières, les écoles maternelles, les crèches qui, rien qu'en France et en Algérie étaient, en 1897, au nombre de 346; les Sociétés de charité maternelle, etc., qui sauvent chaque année des milliers d'êtres humains.

Enfin une loi du 15 juillet 1893 assure l'assistance médicale gratuite à tout Français dans l'impossibilité de supporter les frais du médecin et du pharmacien.

Grâce à la médecine qui en a été l'instigatrice et l'artisan, la bienfaisance occupe actuellement dans le monde une place de plus en plus importante.

L'Assistance constitue aujourd'hui un service public dont s'enorgueillissent les peuples, les empereurs, les rois et les riches citoyens. Dans notre grandiose Exposition universelle qui vient à peine de fermer ses portes, un gros volume a été nécessaire, rien que pour cataloguer les milliers d'œuvres d'assistance, d'hygiène et d'économie sociale qui y étaient représentées. Et, ô puissance de la bienfaisance ! dans leurs palais, les nations et les empires exposaient, avec la gloire de leurs armes, de leur industrie et de leurs arts, ce qu'elles font pour l'élévation des humbles et le soulagement de la souffrance humaine. Nos guerres elles-mêmes sont des luttes courtoises comparées aux effroyables carnages d'autrefois et les Congrès de la paix nous font envisager la solution des conflits internationaux par un pacifique arbitrage.

Quel contraste, Messieurs, avec les temps pharaoniques, où l'égoïsme et la cruauté régnaient en maîtres dans la nation la plus civilisée ; où chaque peuple avait son Dieu, pour lui ; chaque district sa divinité particulière ; chaque famille ses dieux lares — et quels dieux ! où la guerre n'était qu'une horrible destruction, la pitié et la charité inconnues ; où chacun, du roi au sujet, n'était occupé qu'à faire travailler les autres afin de s'assurer la plus grande somme possible de jouissances dans cette vie et à son double dans l'autre !

Comme cette longue distance parcourue à travers les siècles nous montre clairement le chemin que suit l'humanité, l'influence progressive de la bienfaisance, liée, comme la science, au progrès humain ! Quel spectacle instructif, bien capable, dans ce temps de fermentations tumultueuses, de polémiques à outrance, de littérature à concepts monstrueux et gâtés, exposant systématiquement le laid comme si le beau n'existait plus ; où, tour à tour, nous avons entendu proclamer la faillite de tous nos enthousiasmes et de la science elle-même, de donner un point d'appui à ceux qui croient en la puissance souveraine du bien ; de convaincre ceux qui nient le progrès ou en doutent, et abritent, peut-être inconsciemment, sous un scepticisme raffiné, un égoïsme inférieur !

Un des bonheurs les plus grands est de découvrir de belles qualités chez ceux qui nous sont chers; de trouver une solide base d'estime et de respect à nos affections naturelles ou acquises. De même, sommes-nous heureux de voir que notre bonté a de profitables résultats. Le caractère de la bienfaisance médicale est d'avoir un but utile. Non seulement elle allège ou supprime la souffrance, mais elle maintient ou rend au travail fécond et souvent nécessaire un être humain. Quelle jouissance d'arrêter la toux qui secoue et déchire l'adolescent poitrinaire, autrefois condamné à une mort prochaine; d'abattre le croup en train d'étrangler un enfant; d'étancher le sang du soldat tombé en défendant sa patrie; de rendre à la santé et aux joies de la famille une mère blessée dans l'enfantement ! Mais, que la satisfaction est plus entière encore quand on sait que ce ne sont pas seulement des douleurs que l'on a fait cesser, mais que ce sont des journées de travail que l'on a apportées à la société!... En évaluant modestement, comme on l'a fait, à 2,000 francs le travail annuel d'un individu, c'est de plus de trois cents millions de francs que la suppression de la tuberculose seule enrichirait la France chaque année.

La médecine, en outre, principalement celle qui, par l'hygiène, s'adresse aux affections contagieuses, fait toucher du doigt que le bien de l'un ne peut souvent être séparé du bien de l'autre; car, on ne peut rester sain à côté d'un contaminé. Le bien du moi ne peut être assuré que par et avec celui d'autrui. Ainsi, l'hygiène privée conduit à l'hygiène publique; l'hygiène publique à l'hygiène internationale ; l'égotisme à l'altruisme, à la charité bien entendue. Ainsi s'établit forcément, par la médecine, se développe et s'étend la notion certaine de la solidarité des intérêts humains ; que le bien public est constitué par le bien privé. Solidarité qui n'existe pas seulement pour le corps, mais beaucoup plus encore pour les qualités si impressionnables de l'esprit. Ainsi s'établit, par des faits qu'il ne servirait à personne de nier, l'influence du milieu ; le lien qui unit l'intérêt individuel à l'intérêt de tous, qui rappelle au genre humain sa commune et fraternelle origine puisqu'il ne peut qu'ensemble, quoique d'un pas inégal, poursuivre le but de perfectionnement matériel et moral qui a nom Progrès.

La médecine dénonce les industries insalubres ; elle dit au patron : tu ne feras travailler quatorze ni douze heures, toi ni tes semblables, dans un air confiné et poussiéreux ; aidant ainsi le moraliste qui ne peut admettre que l'homme ait inventé la machine et domestiqué les forces de la nature pour alourdir et non pour alléger son fardeau, qui sait que l'homme pour s'attacher à son foyer a besoin de pouvoir y séjourner. Elle dit à l'ouvrier : tu ne chercheras pas, à ton dur labeur, de distraction dans l'alcool qui aliène ta raison, abrège ta vie et vicie ta descendance. Elle dit à la société actuelle en lui montrant la tuberculose, l'alcoolisme, la criminalité croissante, les déchéances humaines : voilà tes plaies et elles sont dangereuses. Si tu veux vivre et prospérer, il ne te suffit pas de construire des hôpitaux toujours trop petits, des prisons toujours plus grandes et, bienfaisance à rebours, toujours plus confortables; il faut, par une espèce d'hygiène sociale préventive, par plus de bonté encore et peut-être plus de justice t'attaquer aux sources du mal : le surmenage et l'ignorance de l'intérêt véritable; soutenir l'effort de ceux qui peinent et travaillent de peur qu'ils ne succombent; ne pas attendre, pour tenter de les secourir, une chute quelquefois irremédiable. C'est elle qui montre à tous la distinction entre les bonnes et les mauvaises jouissances : les unes élèvent et fortifient, les autres abaissent et affaiblissent.

Quel inestimable bienfait pour l'humanité de lui avoir prouvé qu'il est de son intérêt de faire le bien, de pratiquer la bonté et la charité !

Mais il y a plus. La médecine, en poursuivant le soulagement de la souffrance a été forcément conduite à en rechercher les causes. Elle a pu découvrir ainsi qu'il existe, pour les êtres et le fonctionnement de leurs organes, des lois immuables qui assurent le bien-être, la santé, la longévité à ceux qui leur obéissent; dont la transgression amène fatalement la souffrance, la maladie, la mort, et dont les conséquences peuvent atteindre non seulement l'individu, mais sa descendance elle-même qui est ce qu'il a de plus cher. Et ainsi encore la médecine est bienfaisante et moralisatrice au plus haut degré, puisqu'elle nous enseigne : et les lois éternelles qui régissent l'organisme humain, et la punition inévitable qui suit toute faute commise contre elles.

Permettez-moi de regarder plus loin encore. La médecine, en établissant que les bonnes et les mauvaises qualités, natives ou acquises, sont transmises des parents aux enfants, et qu'un certain nombre de générations sont nécessaires pour les fixer, démontre l'erreur et l'impuissance de ceux qui voudraient détruire la famille et l'hérédité.

L'hérédité étant l'un des facteurs de la loi de progression que suit le monde organisé ; la sélection, c'est-à-dire la force supérieure qui engendre l'action victorieuse, en étant l'autre, l'équation est résolue : la pérennité du progrès s'accomplit par la propriété et la famille, les efforts antinaturels de leurs ennemis ne prévaudront point contre elles.

Le Progrès est une résultante ; il est le mouvement déterminé par des forces supérieures ; il est la Vérité, que rien ne peut étouffer, autrement il y a de beaux jours que les hommes l'auraient fait. Quand la Vérité nous paraît quelquefois succomber — et si près du bûcher de Jeanne d'Arc, qui pourrait l'oublier? — c'est que notre jugement est imparfait ou que nous n'apercevons qu'une phase de la lutte et non sa terminaison.

La Vérité est la lumière de la raison ; aussitôt que celle-ci en a été frappée, elle se met à vibrer comme un divin éther insaisissable et incompressible. La Vérité, c'est le Bien. Le Bien, comme la Vérité, possède une souveraine force expansive ; dès qu'il a vu le jour, il faut qu'il se développe, et la compression ne fait qu'exalter sa puissance. C'est en vain que les justes et les criminels ont été traînés au même supplice, ils ne s'y sont pas confondus. Tandis que le sang stérile des uns ne sert qu'à effrayer ceux qui voudraient les imiter, le sang des autres est une semence à jamais féconde qui se répand de toutes parts, va germer et multiplier dans tous les milieux aptes à le recevoir. Du Golgotha, depuis 1900 ans, n'a cessé de s'élever la grande voix qui crie : Aimez-vous les uns les autres.

Le Vrai, c'est le Beau, c'est le Bien, c'est la Force, c'est Dieu lui-même, si vous me permettez, confondu par l'insignifiance de mon moi et de cette terre elle-même — poussières pourtant indestructibles — de prononcer devant vous ce nom de l'Infiniment Grand, centre de toutes les vérités, de toutes les lois qui régissent l'univers et auquel elles mènent, comme autant de rayonnantes avenues.

J'ai fini, Messieurs, cette course au clocher à travers l'histoire connue du monde et de la bienfaisance médicale. J'espère que vous pardonnerez à un médecin d'avoir voulu philosopher. Puisse-je n'avoir pas été encore plus fastidieux que long et ne pas avoir trop abusé de la parole que, pour la première fois, vous m'avez fait l'honneur de m'accorder !

www.ingramcontent.com/pod-product-compliance
Lightning Source LLC
LaVergne TN
LVHW012014160826
845678LV00002B/831